94 Recetas de Comidas y Jugos Para Madres Embarazadas:

La Guía De La Madre Embarazadas Para Una Nutrición Inteligente

Por

Joe Correa CSN

DERECHOS DE AUTOR

Esta publicación está diseñada para proveer información precisa y autoritaria respecto al tema en cuestión. Es vendido con el entendimiento de que ni el autor ni el editor están envueltos en brindar consejo médico. Si éste fuese necesario, consultar con un doctor. Este libro es considerado una guía y no debería ser utilizado en ninguna forma perjudicial para su salud. Consulte con un médico antes de iniciar este plan nutricional para asegurarse que sea correcto para usted.

RECONOCIMIENTOS

Este libro está dedicado a mis amigos y familiares que han tenido una leve o grave enfermedad, para que puedan encontrar una solución y hacer los cambios necesarios en su vida.

94 Recetas de Comidas y Jugos Para Madres Embarazadas:

La Guía De La Madre Embarazadas Para Una Nutrición Inteligente

Por

Joe Correa CSN

CONTENIDOS

ACERCA DEL AUTOR

Luego de años de investigación, honestamente creo en los efectos positivos que una nutrición apropiada puede tener en el cuerpo y la mente. Mi conocimiento y experiencia me han ayudado a vivir más saludablemente a lo largo de los años y los cuales he compartido con familia y amigos. Cuanto más sepa acerca de comer y beber saludable, más pronto querrá cambiar su vida y sus hábitos alimenticios.

La nutrición es una parte clave en el proceso de estar saludable y vivir más, así que empiece ahora. El primer paso es el más importante y el más significativo.

INTRODUCCION

94 Recetas de Comidas y Jugos Para Madres Embarazadas: La Guía De La Madre Embarazadas Para Una Nutrición Inteligente

Por Joe Correa CSN

Algunos estudios muestran que las mujeres embarazadas necesitan más proteínas, calcio, hierro y ácido fólico. Estos nutrientes deberían venir de una dieta saludable y bien balanceada. Sus proteínas deberían venir de fuentes saludables, como carne magra, pescado, aves de corral, huevos, legumbres y frutos secos. Tiene que tener en mente que las proteínas son "nutrientes creadores", y son cruciales para el desarrollo de los órganos, especialmente el cerebro y corazón.

Basado en mi investigación personal, he creado un libro que incluye una colección de recetas conteniendo todos los nutrientes importantes, tomados de alimentos diarios que son cruciales no solo para el embarazo sino para la salud general. Quiero que estas recetas le sirvan como una guía de cómo debería verse una dieta apropiada para una mujer embarazada. Proteínas, calcio, hierro y ácido fólico, son algunos de los nutrientes más importantes que debería consumir.

Su cuerpo está en un estado de cambio constante y eso es completamente normal. Estos cambios varían de cambios de humor por desbalances hormonales a descomposturas matutinas, y los cambios físicos obvios. Una dieta apropiada es definitivamente lo mejor que puede hacer en este momento. No se vuelva la víctima de antojos, la mayoría de las mujeres caen en la trampa de antojos dulces. Esto causará mayores desbalances hormonales. En vez de dulces, escoja una opción más saludable como fruta, ya que esto le ayudará a obtener las vitaminas correctas que usted y su bebé necesitan.

He creado estas recetas de comidas y jugos deliciosas que disfrutará durante su embarazo y beneficiará tanto a su bebe como a usted.

94 RECETAS DE COMIDAS Y JUGOS PARA MADRES EMBARAZADAS: LA GUÍA DE LA MADRE EMBARAZADAS PARA UNA NUTRICIÓN INTELIGENTE

COMIDAS

1. Barras de Calabaza y Chocolate

Ingredientes:

2 huevos grandes, batidos

½ taza de aceite

18 onzas de mezcla amarilla de torta (1 paquete)

1 cucharadita de especia de pastel de calabaza

1 taza de chocolate negro, derretido

½ taza de almendras, en trozos

1 cucharada de semillas de calabaza

Preparación:

Precalentar el horno a 350°.

Combinar el aceite y huevos en un tazón. Añadir la mezcla de torta y especia de pastel de calabaza, y revolver hasta que esté bien combinado.

Agregar el chocolate, almendras y semillas de calabaza. Formar las barras y esparcir en una fuente engrasada. Hornear por 20-30 minutos, remover del fuego y cortar en el tamaño deseado. Servir con yogurt o jalea casera.

Información Nutricional por porción: Kcal: 227, Proteínas: 3.0g, Carbohidratos: 25.6g, Grasas: 12.8g

2. Pepino con Yogurt

Ingredientes:

1 pepino grande, en trozos

1 diente de ajo, picado

1 taza de yogurt natural

1 cucharada de queso Cottage, desmenuzado

Preparación:

Pelar y cortar el pepino en rodajas finas. Mezclar con el yogurt, queso y ajo. Dejar en la nevera por 30 minutos antes de servir.

Información Nutricional por porción: Kcal: 79, Proteínas: 6.0g, Carbohidratos: 9.9g, Grasas: 1.2g

3. Batido de Kiwi y Arándanos

Ingredientes:

½ taza de arándanos

1 kiwi mediano, sin piel y en trozos

½ banana mediana, en rodajas

1 damasco pequeño, en trozos

½ taza de Yogurt griego

1 cucharada de miel, pasteurizada

¼ cucharadita de canela, molida

Preparación:

Combinar todos los ingredientes en una licuadora hasta obtener una mezcla homogénea. Transferir a vasos y refrigerar 1 hora antes de servir.

Información Nutricional por porción: Kcal: 149, Proteínas: 6.3g, Carbohidratos: 30.4g, Grasas: 1.6g

4. Magdalenas de Grano Entero

Ingredientes:

1 taza de leche de almendra

½ taza de salsa de manzana, sin azúcar

¼ taza de jarabe de arce

1 taza de harina de maíz

1 taza de maíz

1 taza de harina de avena

1 cucharadita de polvo de hornear

1 cucharadita de bicarbonato de sodio

1 cucharada de linaza

¼ cucharadita de sal

Preparación:

Precalentar el horno a 375°F.

Combinar la leche de almendra y linaza en un tazón pequeño. Dejar reposar por 5-7 minutos.

Combinar la harina de avena, polvo de hornear, bicarbonato de sodio, harina de maíz y sal en un tazón grande. Añadir la salsa de manzana y jarabe de arce. Verter la mezcla de leche de almendra y el maíz. Revolver bien.

Verter la mezcla en moldes de magdalenas. Llevar al horno y cocinar por 20 minutos. Remover y servir.

Información Nutricional por porción: Kcal: 179, Proteínas: 3.4g, Carbohidratos: 27.0g, Grasas: 7.2g

5. Omelette de Espinaca y Tomate con Queso

Ingredientes:

4 huevos grandes, batidos

½ taza de queso Cottage

½ taza de cebolla, en trozos finos

1 taza de espinaca fresca, en trozos finos

6 tomates cherry, en cubos

1 cucharada de manteca

½ cucharadita de sal

¼ cucharadita de pimienta negra, molida

Preparación:

Derretir la manteca en una sartén antiadherente a fuego medio/alto. Añadir las cebollas y cocinar hasta que ablanden. Agregar los huevos y esparcir bien con una espátula. Cocinar por 3 minutos, hasta que dore.

Esparcir el queso, espinaca y tomates en una mitad del omelette. Rociar con sal y pimienta a gusto, y doblar el huevo para cubrir los vegetales. Reducir el fuego al mínimo y cocinar 2 minutos más. Remover y servir con queso extra encima.

Información Nutricional por porción: Kcal: 131, Proteínas: 9.8g, Carbohidratos: 8.2g, Grasas: 7.0g

6. Lentejas al Curry

Ingredientes:

1 taza de lentejas, remojadas y pre cocidas

1 taza de crema baja en grasas

4 tazas de agua

¼ cucharadita de sal

½ cucharadita de cilantro, molido

½ cucharadita de Pimienta cayena, molida

¼ cucharadita de cúrcuma, molida

1 cucharadita de comino, molido

1 cebolla pequeña, en trozos

2 cucharadas de manteca

1 cucharada de Perejil chino, en trozos

Preparación:

Remojar las lentejas en agua fría por 1 hora al menos.

Verter agua en una cacerola grande y hervir, y reducir el fuego a bajo/medio. Lavar las lentejas y añadirlas a la olla. Agregar el ajo, sal, cilantro, pimienta y cúrcuma. Tapar y cocinar por 40 minutos, hasta que ablanden. Añadir más agua de ser necesario.

Derretir la manteca en una sartén antiadherente a fuego medio/bajo. Añadir la cebolla y cocinar hasta que dore. Agregar el comino y freír por 1-2 minutos más. Revolver constantemente.

Verter las cebollas en las lentejas. Cocinar a fuego mínimo por otros 5-8 minutos. Agregar la crema baja en grasas y dejar derretir. Decorar con perejil y servir.

Información Nutricional por porción: Kcal: 179, Proteínas: 8.8g, Carbohidratos: 21.9g, Grasas: 6.5g

7. Mousse de Chocolate y Palta

Ingredientes:

2 paltas medianas, sin carozo, sin piel, y en trozos

1 banana mediana, en trozos

½ taza de polvo de cacao, crudo

5 cucharadas de leche de coco

2 cucharadas de jarabe de arce

1 cucharadita de extracto de vainilla

½ cucharadita de canela, molida

¼ cucharadita de pimienta negra, molida

1 cucharadita de ralladura de naranja

Preparación:

Combinar todos los ingredientes en una procesadora. Pulsar hasta que esté suave y transferir a tazones. Decorar con ralladura de naranja y servir. Puede refrigerarlo hasta 2 días

Información Nutricional por porción: Kcal: 439, Proteínas: 6.2g, Carbohidratos: 34.1g, Grasas: 34.1g

8. Semillas de Chía Hindúes

Ingredientes:

1 taza de semillas de chía

1 taza de crema baja en grasas

2 dientes de ajo, en trozos

1 cucharadita de jengibre, molido

¼ cucharadita de sal

2 ajíes picantes pequeños, en trozos

1 cebolla pequeña, en trozos

Preparación:

Verter 3 tazas de agua en una olla profunda y hervir. Poner las semillas de chía y cocinar por 30 minutos a fuego mínimo, hasta que ablanden.

Añadir las especias y mezclar bien. Cocinar por 5-10 minutos más, revolviendo constantemente. Cubrir con crema baja en grasas y servir.

Información Nutricional por porción: Kcal: 512, Proteínas: 18.8g, Carbohidratos: 46.5g, Grasas: 34.4g

9. Sopa de Garbanzos y Chile

Ingredientes:

2 cucharaditas de semillas de comino

½ taza de copos de chile

½ taza de lentejas

1 cucharada de aceite de oliva

1 cebolla morada, en trozos

3 tazas de caldo vegetal

1 taza de tomates, en trozos

½ taza de garbanzos

¼ taza de cilantro, en trozos grandes

4 cucharadas de Yogurt griego

Preparación:

Precalentar una sartén antiadherente y añadir las semillas de comino y copos de chile. Freír hasta que empiece a saltar y arroje aroma.

Añadir el aceite y cebolla y cocinar por 5 minutos. Agregar revolviendo las lentejas, caldo y tomates. Hervir y cocinar por 15 minutos, hasta que las lentejas ablanden.

Transferir la sopa a una procesadora y pulsar. Verter nuevamente en la cacerola. Agregar los garbanzos y calentar. Sazonar bien y añadir el cilantro. Finalizar con una cucharada de yogurt y hojas de cilantro.

Servir caliente.

Información Nutricional por porción: Kcal: 263, Proteínas: 15.9g, Carbohidratos: 37.1g, Grasas: 6.4g

10. Ensalada de Rúcula y Quínoa

Ingredientes:

4 tazas de rúcula, recortada y en trozos

2 tazas de quínoa blanca, pre cocida

1 pimiento grande, en trozos

1 cebolla pequeña, en trozos

1 taza de tomates cherry, por la mitad

2 cucharadas de almendras, tostadas y en trozos

¼ taza de jugo de naranja

¼ taza de jugo de limón

¼ taza de vinagre balsámico

½ cucharadita de sal marina

¼ cucharadita de pimienta negra, molida

3 tazas de agua

Preparación:

Combinar el jugo de naranja, jugo de limón, vinagre, sal marina y pimienta en un tazón. Revolver bien y dejar a un lado.

Combinar la quínoa y agua en una olla profunda. Hervir y cocinar por 20 minutos, o hasta que ablande. Remover del fuego y lavar bajo agua fría. Colar bien y transferir a un tazón grande. Agregar la rúcula, pimiento y tomates. Rociar con el aderezo y sacudir para mezclar. Decorar con almendras tostadas.

Refrigerar por al menos 1 hora antes de servir.

Información Nutricional por porción: Kcal: 187, Proteínas: 7.1g, Carbohidratos: 31.9g, Grasas: 3.6g

11. Claras de Huevo Fritas con Queso Cottage

Ingredientes:

4 huevos grandes, batidos

1 taza de queso Cottage

¼ taza de leche sin nata

1 cucharada de aceite de oliva

1 cucharadita de sal

Preparación:

Remover las claras de las yemas y dejar a un lado.

Precalentar el aceite en una sartén antiadherente a fuego medio/alto. Mientras tanto, batir las claras de huevo, queso Cottage y leche. Rociar con sal a gusto. Verter la mezcla en la sartén y freír por 3-4 minutos, revolviendo constantemente. Remover de la sartén y rociar con perejil extra. Servir inmediatamente.

Información Nutricional por porción: Kcal: 316, Proteínas: 29.1g, Carbohidratos: 6.4g, Grasas: 19.1g

12. Legumbres a la Mexicana

Ingredientes:

½ taza de frijoles blancos

½ taza de frijoles negros

½ taza de guisantes verdes

½ taza de frijoles verdes

1 cucharadita de polvo de chile rojo

2 cucharadas de harina común

1 cucharada de polvo de cebolla

½ cucharadita de orégano seco, molido

½ cucharadita de polvo de ajo

½ cucharadita de comino, molido

½ cucharadita de sal

3 tazas de agua

Preparación:

Poner las legumbres en un tazón grande. Añadir agua hasta cubrir y dejar remojar por la noche.

Colar bien y llevar a una olla profunda. Añadir 3 tazas de agua y hervir. Cocinar por 25 minutos, y luego agregar los otros ingredientes. Reducir el fuego al mínimo y tapar. Cocinar por 20 minutos más. Remover del fuego y servir.

Información Nutricional por porción: Kcal: 169, Proteínas: 10.5g, Carbohidratos: 31.3g, Grasas: 0.7g

13. Batido de Manzana y Espinaca

Ingredientes:

1 taza de espinaca fresca, en trozos

1 manzana pequeña, sin centro y en trozos

1 pera grande, sin centro y en trozos

½ taza de agua

3 cucharadas de jugo de limón

1 cucharada de jugo de naranja

2 cucharadas de miel

Preparación:

Combinar los ingredientes en una procesadora. Pulsar hasta que esté suave y transferir a vasos. Añadir cubos de hielo o refrigerar por 1 hora antes de servir.

Información Nutricional por porción: Kcal: 245, Proteínas: 1.3g, Carbohidratos: 45.1g, Grasas: 0.6g

14. Sopa Fría de Coliflor

Ingredientes:

1 libra de floretes de coliflor

1 libra de brócoli

2 filetes de pollo medianos, en piezas del tamaño de un bocado

4 dientes de ajo, aplastados

¼ taza de aceite de oliva extra virgen

1 cucharadita de sal

1 cucharada de romero seco, aplastado

Preparación:

Lavar y colar los vegetales. Cortarlos en piezas del tamaño de un bocado.

Precalentar el aceite de oliva a fuego medio/alto y añadir el ajo. Freír por 2 minutos, y agregar la coliflor, brócoli, pollo y ½ taza de agua. Reducir el fuego al mínimo y cocinar hasta que ablande.

Cuando la mayoría del líquido se haya evaporado, añadir sal y romero. Revolver bien y remover del fuego.

Dejar enfriar en la nevera antes de servir.

Información Nutricional por porción: Kcal: 182, Proteínas: 25.7g, Carbohidratos: 15.1g, Grasas: 13.2g

15. Pollo al Comino

Ingredientes:

8 onzas de cuartos traseros de pollo, en piezas del tamaño de un bocado

4 cucharadas de miel, pasteurizada

1 cucharada de orégano seco

2 cucharadas de aceite de coco

1 cucharadita de comino, molido

1 cucharadita de sal marina

1 cucharadita de pimienta negra, molida

1 cucharada de menta fresca, en trozos

Preparación:

Precalentar el aceite en una sartén grande a fuego medio/alto.

Añadir el pollo y cocinar por 8 minutos, o hasta que dore. Agregar la cebolla y cocinar por 3 minutos más. Rociar con sal, pimienta, orégano y comino a gusto. Añadir la miel y canela, y revolver.

Cocinar por 5 minutos más. Decorar con menta y servir caliente.

Información Nutricional por porción: Kcal: 170, Proteínas: 38.5g, Carbohidratos: 11.2g, Grasas: 21.4g

16. Crema de Avena y Mango

Ingredientes:

2 tazas de mango, sin piel y en trozos

3 cucharadas de avena

2 cucharadas de leche sin nata

2 cucharadas de Yogurt griego

1 cucharada de linaza

Preparación:

Usar las instrucciones del paquete para preparar la avena, y dejar a un lado.

Poner el mango en una procesadora y pulsar. Transferir a un tazón mediano y añadir la leche, yogurt y linaza. Decorar con menta o bayas.

Información Nutricional por porción: Kcal: 269, Proteínas: 7.0g, Carbohidratos: 57.8g, Grasas: 3.3g

17. Moussaka de Carne

Ingredientes:

2 libra de papas grandes, sin piel y en rodajas

1 libra de carne molida magra

1 cebolla grande, sin piel y en trozos finos

1 cucharadita de sal

½ cucharadita de pimienta negra, molida

½ taza de leche

2 huevos grandes, batidos

Aceite vegetal

Crema agria o Yogurt griego, para servir

Preparación:

Precalentar el horno a 400 grados.

Engrasar el fondo de una fuente de 8x8 pulgadas con aceite vegetal. Hacer una capa con las papas en rodajas y cepillar con leche. Esparcir la carne molida y hacer otra capa con papas. Cepillar con la leche restante, añadir ½ taza de agua y cubrir.

Cocinar por 1 hora, o hasta que las papas ablanden. Al finalizar, hacer una capa final con el huevo batido y hornear por 10 minutos más.

Cubrir con crema agria o yogurt griego y servir.

Información Nutricional por porción: Kcal: 458, Proteínas: 34.9g, Carbohidratos: 36g, Grasas: 19.2g

18. Acelga con Piñones Tostados

Ingredientes:

2 onzas de Acelga, en trozos

1 pimiento amarillo mediano, en rodajas

1 manzana verde pequeña, sin centro y en trozos

¼ taza de piñones, levemente tostados

¼ bulbo de hinojo, en trozos del tamaño de un bocado

2 cucharadas de aceite de nuez

2 cucharadas de vinagre de jerez

½ cucharadita de sal

½ cucharadita de pimienta negra, molida

Preparación:

Mezclar el vinagre, sal y pimienta en un tazón. Dejar a un lado.

Combinar los vegetales en un tazón grande. Añadir la manzana y piñones. Sacudir para combinar y servir.

Información nutricional por porción: Calorías: 85, Proteínas: 2.0g Carbohidratos: 8.8g Grasas: 5.6g

19. Magdalenas de Cacao Crudo

Ingredientes:

½ taza de linaza, molida

2 ½ taza de harina de almendra

3 cucharadita de polvo de hornear

6 cucharadas de polvo de cacao, crudo

1 cucharadita de canela, molida

2 tazas de leche de coco

1 taza de miel, pasteurizada

2 cucharaditas de polvo de vainilla

½ taza de aceite de oliva

1 cucharada de harina de coco

Preparación:

Precalentar el horno a 375°F.

Combinar los ingredientes secos en un tazón. Añadir gentilmente, batiendo, la leche de coco, miel y aceite. Mezclar con una batidora eléctrica. Formar las magdalenas usando moldes y poner dentro de pilotines.

Hornear por 15 minutos, hasta que estén listos.

Rociar con harina de coco y dejar enfriar antes de servir.

Información Nutricional por porción: Kcal: 278, Proteínas: 4.5g, Carbohidratos: 48.6, Grasas: 12.2g

20. Omelette de Jengibre

Ingredientes:

4 huevos de corral

2 cucharadas de aceite de oliva extra virgen

1 cucharadita de jengibre fresco, rallado

¼ cucharadita de pimienta negra, molida

¼ taza de pasas de uva

¼ cucharadita de sal marina

Preparación:

Batir los huevos con un tenedor. Rociar con jengibre y pimienta. Batir bien.

Precalentar el aceite en una sartén grande a fuego medio/alto. Verter la mezcla de huevo y añadir sal a gusto. Cocinar por 4 minutos. Remover del fuego y cubrir con pasas de uva. Servir inmediatamente.

Información Nutricional por porción: Kcal: 608, Proteínas: 23.5g, Carbohidratos: 31.7, Grasas: 45.8g

21. Verdes con Hoja con Nueces

Ingredientes:

2 tazas de Lechuga romana, en trozos

1 naranja grande, sin piel y en gajos

¼ taza de nueces

¼ taza de dátiles, sin carozo y en trozos finos

1 cucharada de jugo de limón fresco

Preparación:

Combinar los ingredientes en un tazón grande y rociar con jugo de limón. Mezclar bien y refrigerar por 30 minutos antes de servir.

Información Nutricional por porción: Kcal: 148, Proteínas: 12.3g, Carbohidratos: 21.6g, Grasas: 8.3g

22. Impulsador de Zanahoria y Remolacha

Ingredientes:

2 zanahorias grandes, en trozos

2 remolachas pequeñas, recortadas y en trozos

1 cucharada de jugo de limón

1 naranja grande, sin piel y en gajos

2 cucharadas de semillas de chía

Preparación:

Combinar los ingredientes en una procesadora hasta que estén suaves. Transferir a vasos y añadir cubos de hielo. Decorar con semillas de chía.

Información Nutricional por porción: Kcal: 122, Proteínas: 6.2g, Carbohidratos: 38.1g, Grasas: 9.2g

23. Cebollas Rellenas

Ingredientes:

10-12 cebollas dulces medianas, sin piel

1 libra de carne molida magra

½ taza de rice

3 cucharadas de aceite de oliva

1 cucharada de menta seca, molida

1 cucharadita de Pimienta cayena, molida

½ cucharadita de comino, molido

1 cucharadita de sal

½ taza de pasta de tomate

½ taza pan rallado

Un puñado de perejil fresco, en trozos finos

Preparación:

Cortar una rodaja de ¼ de la parte superior de cada cebolla y recortar un poco del fondo. Llevar a un microondas y añadir 1 taza de agua. Tapar y calentar al máximo por 10 a 12 minutos, hasta que ablanden. Remover y dejar enfriar.

Remover cuidadosamente las capas interiores, dejando una costra de ¼ de pulgada.

En un tazón grande, combinar la carne molida con el arroz, aceite de oliva, menta, pimienta cayena, comino, sal y pan rallado. Usar una cucharada de la mezcla para rellenar las cebollas.

Engrasar el fondo de una olla profunda con aceite y poner las cebollas adentro. Añadir 2 ½ tazas de agua y cubrir. Cocinar por 45 minutos a fuego medio.

Rociar con perejil o rúcula y servir con crema agria o yogurt griego.

Información Nutricional por porción: Kcal: 464, Proteínas: 34g, Carbohidratos: 48.4g, Grasas: 15.2g

24. Estofado de Alas de Pollo

Ingredientes:

1 libra de alas de pollo

2 papas grandes, sin piel y en trozos finos

5 pimientos verdes grandes, en trozos finos y sin semillas

2 zanahorias pequeñas, en rodajas

1 tomate grande, en trozos grandes

Un puñado de perejil fresco, en trozos finos

3 cucharadas de aceite de oliva extra virgen

1 cucharada de pimienta cayena

1 cucharadita de ají picante molido fresco

1 cucharadita de sal

Preparación:

Engrasar una olla profunda con 3 cucharadas de aceite de oliva. Poner los vegetales y cubrir con el pollo. Añadir 1 cucharada de pimienta cayena, sal, y un puñado de perejil fresco.

Agregar 2 tazas de agua, tapar y cocinar por 2 horas a fuego medio.

Información Nutricional por porción: Kcal: 325, Proteínas: 11.5g, Carbohidratos: 44.5g, Grasas: 12.8g

25. Berenjenas Rellenas con Almendras

Ingredientes:

4 berenjenas medianas, por la mitad longitudinalmente

4 cebollas pequeñas, sin piel y en trozos finos

4 dientes de ajo, aplastados

¼ taza de perejil, en trozos finos

3 tomates medianos, sin piel y en trozos finos

½ taza de aceite de oliva extra virgen

1 hoja de eneldo, seco y aplastado

2 cucharadas de almendras, en trozos finos

1 cucharada de miel, pasteurizada

½ cucharadita de sal

½ cucharadita de pimienta negra, molida

Preparación:

Precalentar el horno a 300°

Poner papel manteca sobre una fuente.

Cortar las berenjenas por la mitad longitudinalmente.

Remover la pulpa y transferir a un tazón. Añadir sal y dejar reposar por 30 minutos.

Precalentar el aceite en una sartén grande a fuego medio/alto. Freír las berenjenas por 3 minutos de cada lado. Usar papel de cocina para remover el exceso de aceite. Dejar a un lado.

Añadir el ajo y cebollas a la sartén. Freír por 2 minutos y agregar los tomates. Mezclar bien y cocinar hasta que ablanden.

Agregar la pulpa de berenjena y cocinar por 5 minutos más. Remover del fuego.

Rellenar la berenjena con la mezcla. Transferir a una fuente y hornear por 15 minutos.

Servir caliente con crema agria.

Información Nutricional por porción: Kcal: 219, Proteínas: 4.0g, Carbohidratos: 24.4g, Grasas: 14.0g

26. Ensalada de Remolacha, Manzana y Espinaca

Ingredientes:

1 remolacha grande, hervida y rebanada

2 tazas de espinaca, recortada

2 cebollas de verdeo, en trozos finos

1 manzana verde pequeña, sin centro y en tiras

¼ taza de aceite de oliva

2 cucharadas de jugo de lima fresco

1 cucharada de miel, pasteurizada

1 diente de ajo, aplastado

1 cucharadita de vinagre de sidra de manzana

¼ cucharadita de pimienta negra, molida

¼ cucharadita de sal

Preparación:

Poner la remolacha en una olla profunda. Verter agua hasta cubrir y cocinar por 40 minutos, o hasta que ablande. Remover la piel y rebanar. Transferir a un tazón. Combinar el aceite de oliva, vinagre, sal, pimienta y miel. Verter sobre la remolacha y sacudir para combinar. Dejar reposar al menos 30 minutos.

Lavar y secar la manzana. Cortar en tiras finas y combinar con la remolacha, cebolla de verdeo y espinaca. Agregar el ajo y mezclar bien. Servir.

Información Nutricional por porción: Kcal: 343, Proteínas: 2.4g, Carbohidratos: 31.9g, Grasas: 25.7g

27. Cuartos Traseros de Pollo con Jengibre y Chile

Ingredientes:

2 libras de cuartos traseros de pollo

1 cucharada de ají picante, molido

16 onzas de agua de coco

1 cucharada de jengibre, molido

1 cucharada de semillas de cilantro

8 dientes de ajo, picado

¼ taza de albahaca fresca, en trozos

½ cucharadita de sal

½ cucharadita de pimienta negra, molida

Preparación:

Poner los cuartos traseros de pollo y ajo en una olla a presión.

Rociar la carne con jengibre, chile, sal y pimienta. Verter el agua de coco y añadir la albahaca fresca. Tapar y poner el fuego a medio/bajo.

Cocinar por 8-10 horas, o hasta que ablande. Remover del fuego y revolver. Servir caliente.

Información Nutricional por porción: Kcal: 472, Proteínas: 45.9g, Carbohidratos: 6.6g, Grasas: 29.3g

28. Desayuno de Granjero

Ingredientes:

4 huevos grandes

1 taza de espinaca bebé, en trozos

½ taza de Queso de cabra, desmenuzado

1 cucharada de aceite de oliva extra virgen

4 rebanadas de pan de trigo integral

¼ cucharadita de sal

Preparación:

Batir los huevos con un tenedor en un tazón. Cortar el queso de cabra en cubos pequeños y añadirlos al tazón.

Precalentar el aceite en una sartén antiadherente a fuego medio/alto. Añadir la espinaca y freír por 3-4 minutos, o hasta que ablande. Agregar la mezcla de huevo y queso y cocinar por 3 minutos más.

Poner el pan en la tostadora por 2 minutos. Servir con el huevo, queso y espinaca.

Información Nutricional por porción: Kcal: 345, Proteínas: 19.8g, Carbohidratos: 11.1g, Grasas: 25.1g

29. Estofado de Carne

Ingredientes:

1 libra de carne magra, en piezas del tamaño de un bocado

½ taza vinagre de vino tinto

1 cucharada de manteca

6 onzas de pasta de tomate

½ taza de zanahorias bebé, en rodajas

2 batatas medianas, sin piel y en trozos

1 cebolla grande, en trozos finos

1 taza de champiñones, en trozos

½ cucharadita de sal

1 hoja de eneldo

2 tazas caldo de carne

½ taza de guisantes verdes

1 cucharadita de tomillo seco, molido

3 dientes de ajo, picado

Preparación:

Derretir la manteca en una sartén a fuego medio/alto. Añadir la carne y freír hasta que ennegrezca, revolviendo constantemente.

Transferir la carne a una olla a presión y reservar la sartén. Agregar las cebollas y cocinar por 5 minutos.

Verter el vino y pasta de tomate en la sartén, y luego en la olla a presión. Añadir los otros ingredientes y revolver bien. Tapar y cocinar por 1 hora. Agregar los guisantes y cocinar por 15 minutos más. Remover del fuego y servir.

Información Nutricional por porción: Kcal: 216, Proteínas: 21.1g, Carbohidratos: 19.8g, Grasas: 5.6g

30. Cerdo Hawaiano

Ingredientes:

4 libras de hombros de cerdo

1 lata de ananá en trozos

2 cucharaditas de jengibre, rallado

1 zanahoria mediana, en rodajas

1 pimiento grande, en trozos

1 taza de caldo de carne

1 cucharadita de sal

Preparación:

Poner la carne en una olla grande. Añadir la zanahoria, pimiento y ananá con todo su líquido. Verter el caldo de carne y añadir agua para ajustar el espesor. Rociar con jengibre y sal a gusto. Tapar y cocinar por 1 hora a fuego medio/bajo. Remover del fuego, revolver y servir.

Información Nutricional por porción: Kcal: 239, Proteínas: 43.0g, Carbohidratos: 4.0g, Grasas: 39.0g

31. Batido de Coco y Mango

Ingredientes:

1 taza de mango, en trozos

½ taza de Yogurt griego

1 taza de leche de coco

1 naranja grande, sin piel y en gajos

1 cucharada de harina de coco

1 cucharada de jugo de limón

1 cucharadita de ralladura de limón

Preparación:

Combinar el mango, yogurt, leche de coco, naranja y jugo de limón en una procesadora. Pulsar hasta que esté suave y transferir a vasos. Cubrir con harina de coco y rociar con ralladura de limón. Refrigerar por 30 minutos antes de servir.

Información Nutricional por porción: Kcal: 313, Proteínas: 6.8g, Carbohidratos: 30.2g, Grasas: 20.8g

32. Patas de Cordero a Fuego Lento

Ingredientes:

2 libras de patas de cordero

1 cucharadita de pimienta negra, molida

1 cucharadita de sal marina

2 zanahoria medianas, en trozos

¼ taza de aceite de oliva

4 dientes de ajo, picado

4 tazas de marinara sauce

1 cebolla grande, en trozos

Preparación:

Poner los ingredientes en una olla a presión. Cocinar a fuego mínimo por 8 horas. Cuando la carne se separe del hueso, estará listo.

Información Nutricional por porción: Kcal: 312, Proteínas: 27.6g, Carbohidratos: 16.9g, Grasas: 14.4g

33. Brownies de Capa Triple

Ingredientes:

20 onzas de mezcla para brownies (1 paquete)

3 huevos grandes

¼ taza de agua

½ taza de aceite

1 cucharada de mantequilla de maní

16 onzas de cubierta de queso crema

12 onzas de chips de chocolate

2 ½ taza de cereal de arroz crujiente

Preparación:

Precalentar el horno a 300°F.

Poner la mezcla para brownies en un tazón grande. Añadir los huevos batidos, agua y aceite lentamente, revolviendo. Formar las galletas y esparcir en una fuente engrasada grande.

Hornear por 30-35 minutos, hasta que doren. Remover del fuego y dejar enfriar. Esparcir la cubierta sobre cada brownie.

Derretir la mantequilla de maní en una sartén antiadherente mediana a fuego medio/bajo. Añadir los chips de chocolate y revolver constantemente. Remover del fuego cuando estén combinados.

Esparcir la mezcla sobre los brownies, y refrigerar por 1 hora antes de servir.

Información Nutricional por porción: Kcal: 310, Proteínas: 2.7g, Carbohidratos: 43.8g, Grasas: 14.9g

34. Rodajas de Queso Crema

Ingredientes:

2 x 8 onzas de rollos de medialunas, separados

1 libra de queso crema, ablandado

1 cucharadita de extracto de vainilla

½ taza de miel, pasteurizada

1 cucharadita de canela, molida

1 yema de huevo

1 clara de huevo

Preparación:

Precalentar el horno a 350°.

Poner una lata de rollos de medialunas en una fuente engrasada.

Combinar el queso crema, vainilla, miel y yema de huevo en una licuadora. Esparcir esta mezcla sobre los rollos. Poner los rollos restantes sobre la mezcla.

En otro tazón, batir los huevos hasta que estén espumosos y verter sobre la masa. Rociar con canela.

Hornear por 20-25 minutos, o hasta que ennegrezca. Remover del horno y dejar enfriar. Cortar en rodajas y servir.

Información Nutricional por porción: Kcal: 299, Proteínas: 7.5g, Carbohidratos: 32.6g, Grasas: 16.0g

35. Avena con Mantequilla de Maní

Ingredientes:

1 taza de copos de avena, pre cocidos

1 taza de leche de almendra, sin endulzar

2 cucharadas de mantequilla de maní, orgánica

1 cucharada de jarabe de frutilla

1 cucharadita de canela, molida

Preparación:

Poner los ingredientes en un tazón y revolver bien hasta obtener una mezcla suave. Añadir agua de ser necesario. Verter esta mezcla en un vaso alto y dejar en la nevera por la noche.

Información Nutricional por porción: Kcal: 554, Proteínas: 12.2g, Carbohidratos: 44.9g, Grasas: 39.3g

36. Sándwich de Huevo y Queso

Ingredientes:

4 huevos grandes

1 taza de queso Cottage

1 cucharadita de perejil seco, en trozos

8 rebanadas finas de pan de trigo integral

8 Hojas enteras de lechuga romana

1 tomate mediano, en rodajas finas

½ cucharadita de sal

Preparación:

Hervir los huevos por 10 minutos. Dejar enfriar y pelar. Cortar en rodajas finas.

Poner la hoja de lechuga en una rebanada de pan. Hacer 1 capa con 1 cucharada de queso, 1 o 2 rodajas de tomate, y cubrir con huevo. Repetir el proceso con los ingredientes restantes. Rociar con sal y servir.

Información Nutricional por porción: Kcal: 177, Proteínas: 15.8g, Carbohidratos: 13.1g, Grasas: 6.7g

37. Batido Proteico con Yogurt Griego

Ingredientes:

3 tazas de Yogurt griego

3 clara de huevos

1 taza de jugo de manzana fresco

2 cucharadas de jugo de naranja, recién exprimido

½ taza de mango congelado, en trozos

½ taza de ananá congelado, en trozos

1 cucharada de miel, pasteurizada

Preparación:

Combinar los ingredientes en una licuadora y mezclar por 30-40 segundos. Transferir a vasos y refrigerar por 30 minutos antes de servir.

Información Nutricional por porción: Kcal: 204, Proteínas: 14.5g, Carbohidratos: 32.4g, Grasas: 2.5g

38. Omelette Verde

Ingredientes:

4 huevos grandes

1 taza de espinaca bebé, en trozos

1 cebolla pequeña, en trozos

¼ cucharadita de pimienta roja, molida

¼ cucharadita de sal marina

1 cucharada de Queso parmesano, rallado

1 cucharada de aceite de oliva

Preparación:

Batir los huevos con un tenedor en un tazón grande. Añadir la espinaca bebé y queso parmesano. Sazonar con sal y pimienta a gusto, y batir bien para combinar.

Precalentar el aceite en una sartén antiadherente grande a fuego medio/alto. Verter la mezcla de huevo y cocinar por 3-4 minutos, o hasta que esté listo.

Servir con vegetales crudos.

Información Nutricional por porción: Kcal: 271, Proteínas: 18.1g, Carbohidratos: 6.2g, Grasas: 20.1g

39. Ensalada de Espárragos y Alcachofa

Ingredientes:

6 corazones de alcachofa medianos

1 taza de espárragos, recortados

1 taza de champiñones, en trozos

1 taza de tomates cherry, por la mitad

1 taza de Lechuga romana, en trozos

½ taza de aceitunas negras, sin carozo

½ taza de aceitunas verdes, sin carozo

3 cucharadas de jugo de limón

2 cucharadas de manteca

2 cucharaditas de Mostaza de Dijon

2 dientes de ajo, picado

4 cucharadas de aceite de oliva

1 cucharadita de sal marina

½ cucharadita de pimienta negra, molida

Preparación:

Precalentar el horno a 400°.

Mezclar el jugo de limón, mostaza, ajo, 2 cucharadas de aceite, sal y pimienta en un tazón. Revolver bien para combinar y dejar reposar.

Engrasar una fuente de hornear mediana con 2 cucharadas de aceite. Añadir los espárragos y rociar con sal a gusto. Hornear por 5 minutos y remover del horno. Dejar a un lado.

Derretir la manteca en una cacerola antiadherente a fuego medio/alto. Añadir los champiñones y cocinar por 5 minutos. Remover del fuego y dejar a un lado.

Combinar la lechuga, tomate, aceitunas verdes, alcachofas y aceitunas negras en un tazón de ensalada grande. Añadir los espárragos y champiñones, y sacudir para combinar. Rociar con el aderezo y revolver. Refrigerar antes de servir.

Información Nutricional por porción: Kcal: 176, Proteínas: 5.2g, Carbohidratos: 16.4g, Grasas: 12.1g

40. Pechuga de Pollo al Ajo

Ingredientes:

5 libras de pechuga de pollos

2 tazas caldo de pollo

½ cucharadita de pimienta negra, molida

2 dientes de ajo, picado

2 pimientos grandes, en trozos

1 taza de tomates, en cubos

½ cucharadita de sal

¼ cucharadita de pimienta negra, molida

Preparación:

Poner la carne en una olla profunda y verter el caldo de pollo. Tapar y cocinar por 4 horas a fuego medio/bajo.

Mientras tanto, precalentar una sartén antiadherente a fuego medio/alto. Añadir el ajo y freír hasta que trasluzca. Agregar los pimientos, tomates, y rociar con sal y pimienta a gusto. Cocinar por 2 minutos y agregar la harina, revolviendo. Cocinar por 1 minuto más y luego verter la mezcla a la olla. Revolver bien y añadir agua para ajustar el espesor. Cocinar por 1 hora y remover del fuego. Servir caliente.

Información Nutricional por porción: Kcal: 376, Proteínas: 55.9g, Carbohidratos: 2.5g, Grasas: 14.3g

41. Batido de Jengibre y Durazno

Ingredientes:

2 duraznos grandes, sin piel y en rodajas

1 taza de Yogurt griego

3 cucharadas de jugo de mango

1 cucharadita de jengibre, rallado fresco

1 cucharada de linaza

Preparación:

Combinar todos los ingredientes en una procesadora y pulsar hasta que esté suave. Añadir cubos de hielo y pulsar nuevamente. Decorar con frutas o semillas.

Información Nutricional por porción: Kcal: 280, Proteínas: 7.6g, Carbohidratos: 61.8g, Grasas: 3.0g

42. Hamburguesas al Cilantro-Ajo con Parmesano

Ingredientes:

2 latas de lentejas, coladas

3 dientes de ajo, picado

½ taza de pan rallado

¼ taza de queso parmesano, rallado

1 huevo, batido

2 tazas de agua

½ taza de harina común

1 cucharada de aceite vegetal

½ cucharadita de sal

¼ cucharadita de pimienta negra, molida

Preparación:

En un tazón mediano, aplastar las lentejas con un tenedor y mezclar con el ajo, pan rallado y queso. Formar las hamburguesas y dejar a un lado.

Batir el huevo y agua en un tazón mediano. Combinar la harina, sal y pimienta en otro tazón. Cubrir cada hamburguesa con la mezcla de harina, remojar en huevo y nuevamente en harina.

Precalentar el aceite en una sartén grande a fuego medio/alto. Freír las hamburguesas por 2-3 minutos de cada lado.

Servir con pan caliente o pan pita con cilantro, yogurt, cebolla, tomates o cualquier cosa que le guste.

Información Nutricional por porción: Kcal: 417, Proteínas: 25.6g, Carbohidratos: 64.4g, Grasas: 6.3g

43. Ensalada Verde con Frutillas y Palta

Ingredientes:

1 taza de rúcula fresca, recortada y en trozos

1 taza de endivia fresca, recortada y en trozos

1 taza de berro fresco, en trozos

1 taza de espinaca fresca, en trozos finos

1 pepino pequeño en rodajas

1 taza de frutillas, por la mitad

1 taza de palta, en cubos

3 cucharadas de almendras, en trozos grandes

3 cucharadas de aceite de oliva

2 cucharadas de vinagre balsámico

1 cucharadita de sal marina

¼ cucharadita de pimienta negra, molida

Preparación:

Combinar el aceite, vinagre, sal y pimienta en un tazón. Revolver bien y dejar a un lado.

Mezclar la rúcula, endivia, berro, espinaca y pepino. Añadir las frutas. Rociar con el aderezo y sacudir para combinar. Rociar con almendras y refrigerar por 1 hora antes de servir.

Información Nutricional por porción: Kcal: 222, Proteínas: 3.1g, Carbohidratos: 10.6g, Grasas: 20.2g

44. Kebab de Carne y Pollo

Ingredientes:

1 libra de filetes de ternera magra, en trozos del tamaño de un bocado

1 libra de pechuga de pollo, sin hueso ni piel, y en trozos del tamaño de un bocado

12 onzas de champiñones, en rodajas

3 zanahorias grandes, en rodajas

2 cucharadas de manteca, ablandada

1 cucharada de aceite de oliva

1 cucharada de pimienta cayena

1 cucharadita de sal

½ cucharadita de pimienta negra recién molida

Un puñado de hojas de apio frescas, en trozos finos

3.5 onzas de raíz de apio, en trozos finos

Preparación:

Engrasar el fondo de una olla profunda con 1 cucharada de aceite de oliva. Añadir la carne, zanahoria, sal, pimienta,

pimienta cayena y raíz de apio. Revolver bien y agregar 2 tazas de agua. Cocinar por 35-40 minutos a fuego medio/alto, o hasta que la carne esté cocida a medias.

Agregar la pechuga de pollo, manteca y 1 taza de agua. Continuar cocinando por 30 minutos más, hasta que la carne esté cocida y blanda.

Añadir los champiñones y apio. Cocinar 10 minutos más a fuego medio. Servir caliente.

Información Nutricional por porción: Kcal: 373, Proteínas: 37.6g, Carbohidratos: 11.3g, Grasas: 20g

45. Gachas de Banana y Nueces

Ingredientes:

1 banana grande, en rodajas

2 tazas de leche de coco, sin endulzar

1 cucharadita de canela, molida

½ taza de anacardos, en trozos

½ taza de almendras, en trozos

½ taza de nueces pecanas, en trozos

½ cucharadita de sal

Preparación:

Combinar todas las nueces en un tazón grande. Añadir agua hasta cubrir. Rociar con sal y dejar en remojo por la noche.

Colar bien y lavar con agua fría. Transferir a una procesadora y añadir la banana, leche de coco y canela. Pulsar hasta que esté suave y espeso.

Transferir la mezcla a una cacerola antiadherente. Cocinar por 5 minutos a fuego medio/alto. Revolver ocasionalmente. Remover del fuego y dejar enfriar.

Transferir a tazones y cubrir con nueces extra.

Información Nutricional por porción: Kcal: 499, Proteínas: 8.6g, Carbohidratos: 23.5g, Grasas: 45.1g

46. Panqueques de Almendra

Ingredientes:

1 taza harina de almendra

2 huevos grandes

½ taza agua

½ cucharadita de bicarbonato de sodio

¼ cucharadita de sal

¼ cucharadita de miel, pasteurizada

2 onzas de manteca

Preparación:

Combinar la harina, sal y bicarbonato de sodio en un tazón grande. Revolver bien y dejar a un lado.

En otro tazón, combinar los huevos, miel y 1 cuchara de manteca. Batir hasta que esté bien combinado. Verter la mezcla de huevo en el tazón con la harina y mezclar bien. Si está muy espeso, añadir agua. Cubrir y dejar reposar por 15 minutos.

Añadir la manteca restante a una sartén antiadherente y derretir a fuego medio/alto. Verter la mezcla, lo suficiente hasta cubrir el fondo de la sartén. Cocinar por 2 minutos, dar vuelta y repetir.

Poner los panqueques en un plato y cubrir con miel y nueces.

Información Nutricional por porción: Kcal: 168, Proteínas: 4.3g, Carbohidratos: 16.3g, Grasas: 9.5g

47. Pudín de Coco y Mora con Chía y Pistachos}

Ingredientes:

1 taza de leche de almendra

½ cucharadita de extracto de almendra

½ taza de moras frescas, aplastadas

3 cucharadas de semillas de chía

1 cucharada de coco rallado

¼ taza de pistachos, en trozos

Preparación:

Combinar las moras aplastadas, semillas de chía, extracto de almendra, leche de almendra y coco rallado en un tazón grande.

Cubrir el tazón con film y refrigerar por al menos 12 horas antes de servir.

Cubrir con pistachos al servir.

Información Nutricional por porción: Kcal: 453, Proteínas: 9.8g, Carbohidratos: 21.6g, Grasas: 38.1g

48. Tortilla de Desayuno de Arándanos

Ingredientes:

½ taza de arándanos frescos

1tbsp of manteca

4 huevos, batidos

1 cucharadita de manteca de almendra

¼ cucharadita de pimienta negra, molida

¼ cucharadita de sal

1 cucharadita de canela, molida

Preparación:

Combinar la manteca de almendra, huevos, canela y pimienta en un tazón. Batir bien y dejar a un lado.

Derretir la manteca en una sartén antiadherente mediana a fuego medio/alto. Verter la mezcla de huevo y cocinar por 3 minutos. Cubrir con arándanos y reducir el fuego al mínimo. Tapar y cocinar por 6-8 minutos más.

Remover la tapa, dar vuelta la tortilla y cocinar por 3-4 minutos más. Remover del fuego y dividir en 2 porciones.

Información Nutricional por porción: Kcal: 250, Proteínas: 13.2g, Carbohidratos: 8.5g, Grasas: 19.2g

JUGOS

1. Jugo de Repollo y Naranja

Ingredientes:

1 taza de repollo morado, en trozos

1 naranja grande, sin piel

1 taza de papaya, en trozos

1 taza de bayas Goji

1 cucharadita de jengibre, molido

1 cucharadita de miel

Preparación:

Lavar el repollo y romper con las manos. Dejar a un lado.

Pelar la naranja y dividirla en gajos. Dejar a un lado.

Pelar la papaya y cortarla por la mitad. Remover las semillas negras, trozar y dejar a un lado.

Poner las bayas Goji en un tazón y añadir 1 taza de agua. Remojar 30 minutos antes de licuar.

Combinar el repollo, naranja, papaya y bayas Goji en una juguera, y pulsar.

Transferir a vasos y añadir el jengibre y miel.

Agregar hielo y servir inmediatamente.

Información nutricional por porción: Kcal: 172, Proteínas: 4.3g, Carbohidratos: 54.2g, Grasas: 0.7g

2. Jugo de Albahaca y Apio

Ingredientes:

1 taza de albahaca fresca

1 taza de apio fresco, en trozos

2 tomates grandes, en trozos

½ cucharadita de sal

½ cucharadita de orégano seco, molido

Preparación:

Combinar la albahaca y apio en un colador y lavar bajo agua fría. Romper con las manos y dejar a un lado.

Lavar los tomates y ponerlos en un tazón. Cortarlos en cuartos y reservar el jugo. Dejar a un lado.

Combinar la albahaca, apio y tomates en una juguera, y pulsar.

Transferir a vasos y añadir el jugo de tomate y sal. Rociar con orégano para más sabor.

Refrigerar 5 minutos antes de servir.

Información nutricional por porción: Kcal: 64, Proteínas: 4.6g, Carbohidratos: 17.8g, Grasas: 1.1g

3. Jugo de Remolacha y Apio

Ingredientes:

1 taza de remolachas, recortadas

1 manzana roja grande, sin centro

1 taza de frutillas frescas

1 lima grande, sin piel

1 raíz de jengibre, 1 pulgada

1 cucharada de miel líquida

2 onzas de agua

Preparación:

Lavar las remolachas y recortar las puntas verdes. Trozar y rellenar un vaso medidor. Reservar los verdes para otro jugo. Dejar a un lado.

Lavar la manzana y remover el centro. Trozar y dejar a un lado.

Poner las frutillas en un colador y lavar bajo agua fría. Colar y cortarlas por la mitad. Dejar a un lado.

Pelar y cortar la lima por la mitad. Dejar a un lado.

Pelar el nudo de jengibre y dejar a un lado.

Combinar las remolachas, manzana, frutillas y jengibre en una juguera, y pulsar. Transferir a un vaso y añadir la miel y agua.

Agregar hielo y servir inmediatamente.

Información nutricional por porción: Kcal: 277, Proteínas: 4.2g, Carbohidratos: 82.4g, Grasas: 1.3g

4. Jugo de Lima y Melón

Ingredientes:

1 lima grande, sin piel

2 gajos grandes de melón dulce

1 taza de menta fresca, en trozos

1 manzana amarilla grande, sin centro

2 onzas de agua de coco

Preparación:

Pelar y cortar la lima por la mitad. Dejar a un lado.

Cortar el melón por la mitad. Remover las semillas, cortar dos gajos grandes y pelarlos. Trozar y poner en un tazón. Reservar el resto en la nevera.

Lavar la menta bajo agua fría. Colar y romper con las manos. Dejar a un lado.

Lavar la manzana y remover el centro. Trozar y dejar a un lado.

Combinar el melón, menta y manzana en una juguera. Transferir a vasos y añadir el agua de coco.

Agregar hielo y servir inmediatamente.

Información nutricional por porción: Kcal: 228, Proteínas: 3.4g, Carbohidratos: 65.7g, Grasas: 1g

5. Jugo de Repollo y Remolacha

Ingredientes:

1 taza de repollo morado, en trozos

1 remolacha grande, recortada

1 taza de trozos de ananá

1 zanahoria grande, en rodajas

1 taza de espinaca fresca, en trozos

1 cucharada de miel líquida

Preparación:

Cortar la parte superior del ananá y pelarlo. Trozar y rellenar un vaso medidor. Reservar el resto en la nevera.

Lavar el repollo morado y espinaca, y romper con las manos. Dejar a un lado.

Lavar la remolacha y recortar las partes verdes. Trozar y dejar a un lado.

Lavar la zanahoria y cortarla en rodajas gruesas. Dejar a un lado.

Combinar el repollo, remolacha, ananá, zanahoria y espinaca en una juguera, y pulsar.

Transferir a vasos y añadir la miel líquida. Agregar cubos de hielo y servir inmediatamente.

Información nutricional por porción: Kcal: 205, Proteínas: 5g, Carbohidratos: 62.1g, Grasas: 0.7g

6. Jugo de Acelga y Pepino

Ingredientes:

1 taza de perejil fresco, en trozos

2 tazas de Acelga, en trozos

1 pepino grande, en rodajas

1 manzana amarilla pequeña, sin centro

1 naranja pequeña, sin piel

Preparación:

Combinar la acelga y perejil en un colador, y lavar bajo agua fría. Colar y romper con las manos. Dejar a un lado.

Lavar el pepino y cortarlo en rodajas gruesas. Dejar a un lado.

Lavar la manzana y remover el centro. Trozar y dejar a un lado.

Pelar la naranja y dividirla en gajos. Dejar a un lado.

Combinar la acelga, pepino, perejil, manzana y naranja en una juguera, y pulsar. Transferir a vasos y añadir hielo antes de servir.

Información nutricional por porción: Kcal: 161, Proteínas: 6.3g, Carbohidratos: 46.3g, Grasas: 1.2g

7. Jugo Verde de Naranja

Ingredientes:

1 taza de verdes de ensalada, en trozos

1 taza de Acelga, en trozos

1 naranja grande, sin piel

1 taza de lechuga de hoja roja, en trozos

1 taza de Lechuga romana, en trozos

1 pepino grande

1 limón grande, sin piel

2 onzas de agua

Preparación:

Combinar los verdes de ensalada, acelga, lechuga de hoja roja y lechuga romana en un colador. Lavar bajo agua fría y colar. Romper con las manos y dejar a un lado.

Pelar la naranja y dividirla en gajos. Dejar a un lado.

Lavar el pepino y cortarlo en rodajas gruesas. Dejar a un lado.

Pelar el limón y cortarlo por la mitad. Dejar a un lado.

Combinar los verdes de ensalada, acelga, naranja, lechuga de hoja roja, lechuga romana, pepino y limón en una juguera, y pulsar.

Transferir a vasos y añadir el agua.

Agregar hielo y servir inmediatamente.

Información nutricional por porción: Kcal: 136, Proteínas: 7g, Carbohidratos: 43.4g, Grasas: 1.2g

8. Jugo de Remolacha y Rábano

Ingredientes:

1 taza de remolachas, recortadas y en trozos

1 rábano grande, en trozos

1 naranja grande, sin piel

1 taza de col rizada fresca, en trozos

1 pepino grande

Preparación:

Lavar las remolachas y recortar las partes verdes. Trozar y dejar a un lado.

Lavar el rábano y recortar las partes verdes. Trozar y dejar a un lado.

Pelar la naranja y dividirla en gajos. Dejar a un lado.

Lavar la col rizada bajo agua fría. Colar y romper con las manos. Dejar a un lado.

Lavar el pepino y cortarlo en rodajas gruesas. Dejar a un lado.

Combinar las remolachas, rábano, naranja, col rizada y pepino en una juguera, y pulsar.

Transferir a vasos y añadir hielo antes de servir.

Información nutricional por porción: Kcal: 174, Proteínas: 8.8g, Carbohidratos: 51.7g, Grasas: 1.4g

9. Jugo de Tomate y Acelga

Ingredientes:

1 tomate grande, en trozos

1 taza de Acelga, en trozos

1 taza de espárragos, recortados

1 taza de Brotes de Bruselas, recortados

1 pepino grande, en rodajas

Preparación:

Lavar el tomate y ponerlo en un tazón. Cortar en cuartos y reservar el jugo. Dejar a un lado.

Lavar la acelga bajo agua fría. Colar y dejar a un lado.

Lavar los espárragos y recortar las puntas. Trozar en piezas de 1 pulgada y dejar a un lado.

Lavar los brotes de Bruselas y recortar las capas externas. Cortar por la mitad y dejar a un lado.

Lavar el pepino y cortarlo en rodajas gruesas. Dejar a un lado.

Combinar el tomate, acelga, espárragos, brotes de Bruselas y pepino en una juguera, y pulsar.

Transferir a vasos y añadir hielo antes de servir.

Información nutricional por porción: Kcal: 109, Proteínas: 10.1g, Carbohidratos: 32.4g, Grasas: 1.2g

10. Jugo de Palta y Pepino

Ingredientes:

1 taza de palta, en trozos

1 pepino grande, en rodajas

1 tomate grande, en trozos

1 limón grande, sin piel

1 taza de albahaca fresca, en trozos

Preparación:

Pelar la palta y cortarla por la mitad. Remover el carozo y trozar. Rellenar un vaso medidor y reservar el resto en la nevera.

Lavar el pepino y cortarlo en rodajas gruesas. Dejar a un lado.

Lavar el tomate y ponerlo en un tazón. Cortar en cuartos y reservar el jugo. Dejar a un lado.

Pelar el limón y cortarlo por la mitad. Dejar a un lado.

Lavar la albahaca y trozarla. Dejar a un lado.

Combinar la palta, pepino, tomate, limón y albahaca en una juguera, y pulsar.

Transferir a vasos y añadir hielo antes de servir.

Información nutricional por porción: Kcal: 240, Proteínas: 3.1g, Carbohidratos: 75.1g, Grasas: 0.9g

11. Jugo de Coco y Calabaza

Ingredientes:

½ taza de agua de coco, sin endulzar

1 taza de calabaza, en trozos

1 banana mediana, sin piel

1 taza de frambuesas frescas

1 cucharadita de miel, cruda

Preparación:

Pelar la calabaza y remover las semillas. Cortar en cubos y reservar el resto en la nevera.

Pelar y trozar la banana. Dejar a un lado.

Lavar las frambuesas bajo agua fría. Colar y dejar a un lado.

Combinar la calabaza, banana y frambuesas en una juguera. Transferir a vasos y añadir el agua de coco y miel.

Agregar hielo y servir inmediatamente.

Información nutricional por porción: Kcal: 197, Proteínas: 4.7g, Carbohidratos: 68g, Grasas: 1.3g

12. Jugo de Coco y Arándanos Agrios

Ingredientes:

1 taza de arándanos agrios

3 onzas de agua de coco

1 taza de moras

1 taza de arándanos

1 taza de frutillas, en trozos

1 taza de frambuesas

Preparación:

Combinar los arándanos agrios, moras, arándanos, frutillas y frambuesas en un colador grande. Lavar bajo agua fría. Colar y separar las frutillas.

Trozar las frutillas y dejar a un lado.

Combinar todo en una juguera y pulsar. Transferir a vasos y añadir hielo antes de servir. Puede agregar miel para más sabor.

Información nutricional por porción: Kcal: 210, Proteínas: 5.9g, Carbohidratos: 75.3g, Grasas: 2.5g

13. Jugo de Lechuga y Naranja

Ingredientes:

3 tazas de lechuga de hoja roja, en trozos

1 naranja grande, sin piel

1 taza de palta, en rodajas

½ taza de agua de coco pura, sin endulzar

1 cucharadita de miel líquida

Preparación:

Lavar la lechuga bajo agua fría. Romper con las manos y dejar a un lado.

Pelar la naranja y dividirla en gajos. Dejar a un lado.

Pelar la palta y cortarla por la mitad. Remover el carozo y trozar. Rellenar un vaso medidor y reservar el resto. Dejar a un lado.

Combinar la lechuga, naranja y palta en una juguera, y pulsar.

Transferir a vasos y refrigerar 5 minutos antes de servir.

Información nutricional por porción: Kcal: 240, Proteínas: 4.9g, Carbohidratos: 25.6g, Grasas: 21.7g

14. Jugo de Brotes de Bruselas y Zanahoria

Ingredientes:

1 taza de Brotes de Bruselas, en trozos

1 taza de zanahorias, en rodajas

1 taza de brócoli, en trozos

1 taza de verdes de nabo, en trozos

4 naranjas grandes, sin piel

1 cucharada de miel

¼ taza de agua de coco pura

Preparación:

Lavar los brotes de Bruselas y recortar las capas externas. Cortarlos por la mitad y dejar a un lado.

Lavar las zanahorias y cortarlas en rodajas finas. Dejar a un lado.

Lavar el brócoli y trozarlo. Dejar a un lado.

Lavar los verdes de nabo y romper con las manos. Dejar a un lado.

Pelar las naranjas y dividirlas en gajos. Dejar a un lado.

Combinar el brócoli, brotes de Bruselas, zanahorias, verdes de nabo y naranjas en una juguera, y pulsar. Transferir a vasos y añadir la miel y agua de coco.

Agregar algunos cubos de hielo antes de servir, o refrigerar 5 minutos.

Información nutricional por porción: Kcal: 367, Proteínas: 14.47g, Carbohidratos: 116g, Grasas: 1.9g

15. Jugo de Kiwi y Espinaca

Ingredientes:

1 kiwi grande, sin piel

1 taza de espinaca fresca, en trozos

5 damascos, en rodajas

1 durazno grande, en rodajas

1 cucharada de menta fresca, en trozos

¼ taza de agua

Preparación:

Pelar el kiwi y cortarlo por la mitad. Dejar a un lado.

Lavar la espinaca y menta bajo agua fría. Colar y trozar. Dejar a un lado.

Lavar los damascos y cortarlos por la mitad. Remover los carozos y trozar. Dejar a un lado.

Lavar el durazno y cortarlo por la mitad. Remover el carozo y trozar. Dejar a un lado.

Combinar el kiwi, espinaca, damascos, durazno y menta en una juguera, y pulsar.

Transferir a vasos y refrigerar antes de servir.

Información nutricional por porción: Kcal: 211, Proteínas: 2.8g, Carbohidratos: 58.8g, Grasas: 2.8g

16. Jugo de Lima y Brócoli

Ingredientes:

2 limas enteras, sin piel

2 tazas de brócoli crudo, en trozos

1 taza de frambuesas frescas

½ taza de agua de coco, sin endulzar

2 pepinos grandes, sin piel y en rodajas

1 cucharada de miel

Preparación:

Pelar las limas y cortarlas por la mitad. Dejar a un lado.

Lavar el brócoli y trozarlo. Dejar a un lado.

Lavar las frambuesas bajo agua fría. Colar y dejar a un lado.

Lavar los pepinos y cortarlos en rodajas gruesas. Dejar a un lado.

Combinar el brócoli, frambuesas y pepino en una juguera, y pulsar. Transferir a vasos y añadir el agua de coco y miel.

Agregar hielo y servir.

Información nutricional por porción: Kcal: 192, Proteínas: 10.9g, Carbohidratos: 56g, Grasas: 2.2g

17. Jugo de Rábano y Acelga

Ingredientes:

1 rábano grande, en trozos

1 taza de Acelga, en trozos

1 gajo grande de melón dulce

1 taza de espárragos

1 taza de palta, en trozos

¼ taza de agua de coco pura, sin endulzar

Preparación:

Lavar el rábano y recortar las partes verdes. Trozar y dejar a un lado.

Lavar la acelga y romperla con las manos. Dejar a un lado.

Cortar el melón por la mitad. Remover las semillas, cortar los gajos grandes y pelarlos. Trozar y poner en un tazón. Reservar el resto en la nevera.

Lavar los espárragos y recortar las puntas. Trozar y dejar a un lado.

Pelar la palta y cortarla por la mitad. Remover el carozo y trozar. Dejar a un lado.

Combinar el rábano, acelga, melón, espárragos y palta en una juguera, y pulsar.

Transferir a vasos y refrigerar 10 minutos antes de servir.

Información nutricional por porción: Kcal: 275, Proteínas: 8g, Carbohidratos: 35.2g, Grasas: 21,9g

18. Jugo de Coco y Guayaba

Ingredientes:

1 guayaba grande, en trozos

¼ taza de agua de coco pura, sin endulzar

1 cucharada de azúcar de coco pura

1 rodaja de jengibre pequeña, sin piel y en trozos

2 tazas de Acelga, en trozos

2 tazas de col rizada fresca, en trozos

Un puñado de espinaca, en trozos

Preparación:

Lavar y trozar la guayaba. Dejar a un lado.

Pelar la rodaja de jengibre y dejar a un lado.

Combinar la acelga, col rizada y espinaca en un colador, y lavar bajo agua fría. Colar y romper con las manos. Dejar a un lado.

Combinar la guayaba, jengibre, acelga, col rizada y espinaca en una juguera, y pulsar.

Transferir a vasos y añadir el agua de coco y azúcar de coco pura.

Agregar hielo y servir inmediatamente.

Información nutricional por porción: Kcal: 267, Proteínas: 22.3g, Carbohidratos: 45g, Grasas: 3.8g

19. Jugo de Nuez Moscada y Manzana

Ingredientes:

1 manzana pequeña, sin piel ni semillas

1 taza de ananá, en trozos

1 cucharadita de hojas de menta fresca, en trozos pequeños

¼ cucharadita de nuez moscada, molida

Preparación:

Lavar la manzana y remover el centro. Trozar y dejar a un lado.

Cortar la parte superior del ananá y pelarlo. Trozar y reservar el resto en la nevera.

Combinar la manzana y ananá, y procesarlos. Transferir a vasos y añadir la nuez moscada. Agregar agua para ajustar el espesor.

Decorar con hojas de menta y refrigerar antes de servir.

Información nutricional por porción: Kcal: 141, Proteínas: 1.5g, Carbohidratos: 41.2g, Grasas: 0.4g

20. Jugo de Arándanos y Zanahoria

Ingredientes:

1 taza de arándanos frescos

2 zanahorias grandes, en rodajas

1 manzana pequeña, sin centro y en trozos

1 cabeza de lechuga romana, en trozos

Preparación:

Lavar los arándanos bajo agua fría. Dejar a un lado.

Lavar las zanahorias y cortarlas en rodajas gruesas. Dejar a un lado.

Lavar la manzana y remover el centro. Trozar y dejar a un lado.

Lavar la lechuga y romper con las manos. Dejar a un lado.

Procesar los arándanos, zanahorias, manzana y lechuga en una juguera. Transferir a vasos y añadir algunos cubos de hielo.

Servir inmediatamente.

Información nutricional por porción: Kcal: 228, Proteínas: 6.14g, Carbohidratos: 66.8g, Grasas: 1.95g

21. Jugo de Uva y Naranja

Ingredientes:

½ taza de uvas frescas

3 naranjas grandes, sin piel

1 pera mediana, en trozos

1 taza de espinaca, en trozos

1 rodaja de jengibre pequeña, sin piel

Preparación:

Lavar las uvas en un colador bajo agua fría, y dejar a un lado.

Pelar las naranjas y dividirlas en gajos. Dejar a un lado.

Lavar la pera y remover el centro. Trozar y dejar a un lado.

Lavar la espinaca y romperla con las manos. Dejar a un lado.

Pelar la rodaja de jengibre y dejar a un lado.

Combinar las uvas, naranjas, pera, espinaca y jengibre en una juguera, y pulsar.

Transferir a vasos y refrigerar 10 minutos antes de servir.

Información nutricional por porción: Kcal: 347, Proteínas: 6.52g, Carbohidratos: 108.8g, Grasas: 1.27g

22. Jugo Dulce de Banana y Naranja

Ingredientes:

1 banana grande, sin piel

1 naranja grande, sin piel

1 taza de chirivías, en rodajas

1 taza de coliflor, en trozos

Un puñado de menta fresca, en trozos

1 cucharadita de miel, cruda

Preparación:

Pelar y trozar la banana. Dejar a un lado.

Pelar la naranja y dividirla en gajos. Dejar a un lado.

Lavar las chirivías y cortarlas en rodajas gruesas. Dejar a un lado.

Recortar las hojas externas de la coliflor. Lavar y trozar. Reservar el resto en la nevera.

Combinar la banana, naranja, chirivías y coliflor en una juguera, y pulsar. Transferir a un vaso y añadir la miel. Rociar con menta y refrigerar 5 minutos antes de servir.

Información nutricional por porción: Kcal: 336, Proteínas: 8.5g, Carbohidratos: 103g, Grasas: 1.5g

23. Jugo de Coco y Limón

Ingredientes:

½ taza de agua de coco, sin endulzar

2 limones grandes, sin piel

1 taza de brócoli, en trozos

Un puñado de espinaca fresca

1 naranja mediana

1 cucharada de miel, cruda

Algunas hojas de menta

Preparación:

Pelar los limones y cortarlos por la mitad. Dejar a un lado.

Lavar el brócoli y recortar las hojas externas. Dejar a un lado.

Lavar la espinaca y romper con las manos. Dejar a un lado.

Pelar la naranja y dividirla en gajos. Dejar a un lado.

Combinar el brócoli, espinaca, limones y naranja en una juguera, y pulsar. Transferir a vasos, añadir la miel y decorar con hojas de menta.

Agregar hielo y servir.

Información nutricional por porción: Kcal: 171, Proteínas: 14.8g, Carbohidratos: 54.5g, Grasas: 2.17g

24. Jugo de Col Rizada y Arándanos Agrios

Ingredientes:

1 taza de col rizada, en trozos

1 taza de arándanos agrios

3 kiwis grandes, sin piel

1 cucharadita de azúcar de coco pura

Preparación:

Lavar la col rizada y romper con las manos. Dejar a un lado.

Lavar los arándanos agrios bajo agua fría. Colar y dejar a un lado.

Pelar los kiwis y cortarlos por la mitad. Dejar a un lado.

Combinar los kiwis, col rizada y arándanos agrios en una juguera. Transferir a un vaso y añadir el agua de coco.

Agregar hielo y servir.

Información nutricional por porción: Kcal: 153, Proteínas: 5.6g, Carbohidratos: 48.4g, Grasas: 1.8g

25. Jugo de Jengibre y Espinaca Bebé

Ingredientes:

¼ taza de espinaca bebé

½ cucharadita de jengibre, molido

1 taza de moras

1 taza de arándanos

1 taza de frambuesas

1 taza de frutillas, en trozos

Preparación:

Lavar la espinaca y romperla con las manos. Dejar a un lado.

Combinar las bayas en un colador, y lavar bajo agua fría. Dejar a un lado.

Mezclar las bayas y espinaca en una juguera, y pulsar. Transferir a un vaso y añadir el jengibre.

Agregar cubos de hielo y servir inmediatamente.

Información nutricional por porción: Kcal: 158, Proteínas: 5.9g, Carbohidratos: 56.4g, Grasas: 2.3g

26. Jugo de Pomelo y Miel

Ingredientes:

1 pomelo grande, sin piel

1 cucharadita de miel, cruda

2 manzanas Granny Smith grandes, sin centro y en trozos

½ cucharadita de jengibre fresco, molido

Preparación:

Lavar el pomelo y trozarlo. Dejar a un lado.

Lavar las manzanas y remover el centro. Trozar y dejar a un lado.

Combinar el pomelo y manzanas, y procesarlos. Transferir a vasos y añadir la miel y jengibre.

Refrigerar o agregar hielo y servir.

Información nutricional por porción: Kcal: 299, Proteínas: 3.7g, Carbohidratos: 88g, Grasas: 1.1g

27. Jugo de Espinaca Bebé

Ingredientes:

2 tazas de espinaca, en trozos

1 banana mediana, en rodajas

2 tazas de frutillas frescas, en trozos

14 onzas melón, en trozos

½ cucharadita de canela

1 cucharadita de miel, cruda

Preparación:

Lavar la espinaca y romperla con las manos. Dejar a un lado.

Pelar y trozar la banana. Dejar a un lado.

Lavar las frutillas bajo agua fría y trozarlas. Dejar a un lado.

Cortar el melón por la mitad. Cortar dos gajos grandes y pelarlos. Trozar y remover las semillas. Dejar a un lado.

Combinar la espinaca, banana, frutillas y melón en una juguera, y pulsar. Transferir a vasos y añadir la miel y canela.

Refrigerar 5 minutos antes de servir.

Información nutricional por porción: Kcal: 349, Proteínas: 7.6g, Carbohidratos: 104.9g, Grasas: 3.2g

28. Jugo de Ananá y Mango

Ingredientes:

1 taza de ananá, en trozos

1 taza de mango, en trozos

½ taza de agua de coco

1 taza de guayaba, en trozos

1 cucharada de hojas de menta fresca

Preparación:

Cortar la parte superior del ananá y pelarlo. Trozarlo y reservar el resto en la nevera.

Pelar el mango y trozarlo. Dejar a un lado.

Pelar la guayaba y trozarla. Reservar el resto en la nevera.

Combinar el ananá, mango y guayaba en una juguera.

Transferir a un vaso y añadir el agua de coco.

Decorar con hojas de menta y agregar hielo antes de servir.

Información nutricional por porción: Kcal: 187, Proteínas: 3.6g, Carbohidratos: 54.2g, Grasas: 1.3g

29. Jugo de Arándanos y Coco

Ingredientes:

1 taza de arándanos

½ taza de agua de coco, sin endulzar

2 tazas de frutillas, en trozos

½ naranja roja grande

1 cucharadita de azúcar de coco pura

Preparación:

Combinar los arándanos y frutillas en un colador, y lavar bajo agua fría. Dejar a un lado.

Pelar la naranja y dividirla en gajos. Usar la mitad y reservar el resto.

Combinar los arándanos, frutillas y naranja en una juguera. Transferir a vasos y añadir el agua y azúcar de coco.

Agregar hielo o refrigerar antes de servir.

Información nutricional por porción: Kcal: 246, Proteínas: 4.7g, Carbohidratos: 74.2g, Grasas: 1.7g

30. Jugo de Frambuesas y Arándanos

Ingredientes:

2 tazas de frambuesas

1 taza de arándanos

½ taza de agua de coco, sin endulzar

½ cucharadita de extracto puro de vainilla, sin azúcar

¼ cucharadita de canela molida

Preparación:

Lavar las frambuesas y arándanos bajo agua fría. Colar, transferir a una juguera, y pulsar.

Transferir a vasos y añadir el agua de coco, extracto de vainilla y canela.

Agregar cubos de hielo y servir inmediatamente.

Información nutricional por porción: Kcal: 136, Proteínas: 4.4g, Carbohidratos: 51.7g, Grasas: 2.4g

31. Jugo de Remolacha y Tomate

Ingredientes:

1 taza de remolachas

3 tomates grandes, sin piel

2 manzanas grandes, sin centro ni piel

1 taza de bayas Goji

1 taza de cerezas frescas, sin carozo

Preparación:

Lavar las remolachas y recortar las partes verdes. Trozar y dejar a un lado.

Poner los tomates en un tazón y cortar en cuartos. Reservar el jugo.

Lavar las cerezas y remover los carozos. Dejar a un lado.

Lavar las manzanas y remover el centro. Trozar y dejar a un lado.

Poner las bayas Goji en un tazón mediano y añadir 1 taza de agua. Remojar por 30 minutos.

Combinar las manzanas, bayas Goji, remolachas, cerezas y tomates en una juguera.

Transferir a vasos y añadir el jugo de tomate.

Refrigerar 10 minutos antes de servir.

Información nutricional por porción: Kcal: 328, Proteínas: 9.3g, Carbohidratos: 95g, Grasas: 2.14g

32. Jugo de Naranja y Goji

Ingredientes:

1 naranja grande, sin piel

1 taza de bayas Goji

10 onzas brócoli, pre cocido

1 pepino grande, sin piel

1 cucharada de miel, cruda

Preparación:

Pelar la naranja y dividirla en gajos. Dejar a un lado.

Poner las bayas Goji en un tazón mediano. Añadir 1 taza de agua y remojar 30 minutos.

Lavar el brócoli y trozarlo. Dejar a un lado. Lavar el pepino y cortarlo en rodajas gruesas. Dejar a un lado. Procesar la naranja, bayas Goji, brócoli y pepino en una juguera. Transferir a un vaso y añadir la miel.

Agregar hielo y servir.

Información nutricional por porción: Kcal: 193, Proteínas: 9.4g, Carbohidratos: 66g, Grasas: 1.7g

33. Jugo de Banana y Miel

Ingredientes:

1 banana grande, sin piel

1 cucharadita de miel

1 taza de arándanos

1 taza de moras

½ cucharadita de canela

Preparación:

Pelar y trozar la banana. Dejar a un lado.

Combinar los arándanos y moras en un colador, y lavar bajo agua fría. Colar y dejar a un lado. Combinar la banana, arándanos y moras en una juguera, y pulsar. Transferir a vasos y añadir la miel y canela.

Agregar hielo y servir inmediatamente.

Información nutricional por porción: Kcal: 229, Proteínas: 4.5g, Carbohidratos: 76.3g, Grasas: 1.6g

34. Jugo de Mandarina y Café

Ingredientes:

4 mandarinas enteras, sin piel y en gajos

½ taza de café frío

1 cucharadita de extracto puro de vainilla

1 cucharadita de azúcar de coco pura

Preparación:

Pelar las mandarinas y dividirlas en gajos. Dejar a un lado. Pasar por una juguera y transferir a vasos.

Añadir el café frío, azúcar de coco y extracto de vainilla.

Agregar hielo y servir inmediatamente.

Información nutricional por porción: Kcal: 282, Proteínas: 6.9g, Carbohidratos: 94g, Grasas: 2g

35. Jugo de Banana y Aronia

Ingredientes:

1 banana grande, sin piel

2 tazas de aronia

2 tazas de espinaca, en trozos

2 tazas de verdes de remolacha, en trozos

Preparación:

Pelar y trozar la banana. Dejar a un lado.

Lavar las aronia bajo agua fría, colar y dejar a un lado.

Combinar la espinaca y verdes de remolacha en un colador, y lavar bajo agua fría. Romper con las manos y dejar a un lado.

Combinar la banana, bayas, espinaca y verdes de remolacha en una juguera.

Transferir a vasos y añadir algunos cubos de hielos antes de servir.

Información nutricional por porción: Kcal: 183, Proteínas: 7.8g, Carbohidratos: 63.1g, Grasas: 1.2g

36. Jugo de Calabaza y Canela

Ingredientes:

10 onzas de calabaza, en trozos

½ cucharadita de canela molida

1 taza de batata, en trozos

¼ taza de agua

Preparación:

Pelar la calabaza y cortarla por la mitad. Remover las semillas y trozar. Dejar a un lado.

Pelar y trozar la batata. Dejar a un lado.

Combinar la calabaza y batata en una juguera, y pulsar.

Transferir a vasos y añadir el agua y canela.

Agregar hielo antes de servir.

Información nutricional por porción: Kcal: 256, Proteínas: 5.3g, Carbohidratos: 27.8g, Grasas: 22.3g

37. Jugo de Zanahoria y Manzana

Ingredientes:

3 zanahorias grandes, en rodajas

2 manzanas Granny Smith, sin centro y en trozos

½ cucharadita de canela molida

¼ cucharadita de jengibre, molido

1 cucharada de miel, cruda

Preparación:

Lavar las zanahorias y cortarlas en rodajas gruesas. Dejar a un lado.

Lavar las manzanas y remover el centro. Trozar y dejar a un lado. Combinar las zanahorias y manzanas en una juguera, y pulsar. Transferir a vasos y añadir la miel, canela y jengibre. Agregar cubos de hielo y servir inmediatamente.

Información nutricional por porción: Kcal: 324, Proteínas: 3.4g, Carbohidratos: 93g, Grasas: 1.5g

38. Jugo de Uva y Vainilla

Ingredientes:

1 taza de uvas

1 cucharadita de extracto puro de vainilla, sin azúcar

2 bananas grandes, en rodajas

½ taza de leche de coco, sin azúcar

Preparación:

Lavar las uvas bajo agua fría. Colar y dejar a un lado.

Pelar las bananas y trozarlas. Dejar a un lado.

Combinar las bananas y uvas en una juguera y pulsar. Transferir a vasos y añadir la leche de coco y extracto de vainilla.

Agregar hielo y servir.

Información nutricional por porción: Kcal: 293, Proteínas: 7.5g, Carbohidratos: 77.9g, Grasas: 4g

39. Jugo de Pepino y Pomelo

Ingredientes:

3 pepinos grandes, sin piel

1 pomelo, sin piel

1 cucharadita de extracto de menta

1 onza de agua de coco

1 cucharada de azúcar de coco

Preparación:

Lavar los pepinos y cortarlos en rodajas gruesas. Dejar a un lado.

Pelar el pomelo y trozarlo. Dejar a un lado. Combinar el pepino y pomelo en una juguera, y pulsar. Transferir a vasos y añadir el agua de coco, azúcar de coco y extracto de menta. Agregar hielo y servir inmediatamente.

Información nutricional por porción: Kcal: 204, Proteínas: 7.7g, Carbohidratos: 59g, Grasas: 1.3g

40. Jugo de Linaza y Banana

Ingredientes:

1 cucharadita de aceite de linaza

1 banana grande

1 taza de bayas Goji

Un puñado de hojas de apio

1 cucharada de miel, cruda

Preparación:

Pelar y trozar la banana. Dejar a un lado.

Poner las bayas Goji en un tazón mediano y añadir 1 taza de agua. Remojar 30 minutos. Lavar el apio y romper con las manos. Dejar a un lado. Combinar las bananas, bayas Goji y apio en una juguera, y pulsar. Transferir a vasos y añadir el aceite de linaza y miel. Agregar hielo antes de servir.

Información nutricional por porción: Kcal: 177, Proteínas: 6.5g, Carbohidratos: 44.6g, Grasas: 2.6g

41. Jugo de Frambuesa y Cereza

Ingredientes:

1 taza de frambuesas frescas

½ cucharadita de extracto puro de cereza, sin azúcar

1 pepino grande, en rodajas

Un par de hojas de menta

Preparación:

Lavar las frambuesas bajo agua fría. Colar y dejar a un lado.

Lavar el pepino y cortarlo en rodajas finas. Dejar a un lado.

Combinar las frambuesas y pepino en una juguera, y pulsar. Transferir a vasos y añadir el extracto de cereza.

Decorar con hojas de menta fresca y refrigerar 10 minutos antes de servir.

Información nutricional por porción: Kcal: 152, Proteínas: 9.4g, Carbohidratos: 50g, Grasas: 2.6g

42. Jugo de Moras y Pepino

Ingredientes:

1 taza de moras frescas

1 pepino grande, en rodajas

1 taza de semillas de granada

1 taza de perejil fresco

Preparación:

Lavar las moras bajo agua fría. Colar y dejar a un lado.

Lavar el pepino y cortarlo en rodajas gruesas. Dejar a un lado. Cortar la parte superior de la granada y bajar hacia las membranas blancas. Remover las semillas a un tazón mediano. Lavar el perejil y romper con las manos. Dejar a un lado. Combinar las moras, pepino, semillas de granada y perejil. Transferir a vasos y añadir algunos cubos de hielos antes de servir.

Información nutricional por porción: Kcal: 143, Proteínas: 7.9g, Carbohidratos: 44.8g, Grasas: 2.5g

43. Jugo de Frutilla y Jengibre

Ingredientes:

1 taza de frutillas frescas

½ cucharadita de jengibre, molido

1 taza de col rizada fresca, en trozos

1 limón entero, sin piel

Preparación:

Lavar las frutillas bajo agua fría. Colar y dejar a un lado.

Lavar la col rizada y romper con las manos. Dejar a un lado.

Pelar el limón y cortarlo por la mitad. Dejar a un lado.

Combinar las frutillas, col rizada y limón en una juguera, y pulsar.

Transferir a vasos y añadir algunos cubos de hielo antes de servir.

Información nutricional por porción: Kcal: 120, Proteínas: 5.9g, Carbohidratos: 38.6g, Grasas: 1.8g

44. Jugo de Chirivías y Apio

Ingredientes:

1 taza de chirivías, en trozos

1 tallo de apio, en trozos

1 guayaba entera, en trozos

2 pomelos grandes, sin piel

Preparación:

Lavar las chirivías y cortarlas en rodajas finas. Dejar a un lado.

Lavar el apio y trozarlo. Dejar a un lado. Lavar la guayaba y trozarla. Reservar el resto. Pelar los pomelos y trozarlos. Combinar las chirivías, apio, guayaba y pomelos en una juguera, y pulsar. Transferir a vasos y añadir hielo antes de servir.

Información nutricional por porción: Kcal: 279, Proteínas: 7.2g, Carbohidratos: 86g, Grasas: 1.7g

45. Jugo de Zanahoria y Chirivías

Ingredientes:

2 manzanas verdes grandes, sin piel ni centro

3 zanahorias grandes, en rodajas

1 taza de chirivías, en rodajas

1 hoja de albahaca, aplastada

¼ taza de agua

Preparación:

Lavar las zanahorias y chirivías, y cortar en rodajas gruesas. Dejar a un lado.

Lavar las manzanas y remover el centro. Trozar y dejar a un lado.

Combinar las zanahorias, chirivías y manzanas en una juguera, y pulsar.

Transferir a vasos y añadir el agua. Decorar con albahaca y refrigerar antes de servir.

Información nutricional por porción: Kcal: 332, Proteínas: 5.4g, Carbohidratos: 100g, Grasas: 1.6g

46. Jugo de Alcachofa y Limón

Ingredientes:

7 onzas de alcachofas, en trozos

1 limón mediano, sin piel

1 palta entera, en trozos

1 taza de repollo rojo, en trozos

1 taza de repollo verde, en trozos

Preparación:

Recortar las hojas externas de la alcachofa. Trozar y dejar a un lado.

Pelar el limón y cortarlo por la mitad. Dejar a un lado.

Pelar la palta y cortarla por la mitad. Remover el carozo y trozar. Dejar a un lado.

Combinar el repollo rojo y verde, y lavar bajo agua fría. Colar y romper con las manos. Dejar a un lado.

Combinar la alcachofa, limón, palta y repollos en una juguera, y pulsar.

Transferir a vasos y añadir hielo antes de servir.

Información nutricional por porción: Kcal: 353, Proteínas: 12.3g, Carbohidratos: 51g, Grasas: 30g

OTROS TITULOS DE ESTE AUTOR

70 Recetas De Comidas Efectivas Para Prevenir Y Resolver Sus Problemas De Sobrepeso: Queme Calorías Rápido Usando Dietas Apropiadas y Nutrición Inteligente

Por

Joe Correa CSN

48 Recetas De Comidas Para Eliminar El Acné: ¡El Camino Rápido y Natural Para Reparar Sus Problemas de Acné En 10 Días O Menos!

Por

Joe Correa CSN

41 Recetas De Comidas Para Prevenir el Alzheimer: ¡Reduzca El Riesgo de Contraer La Enfermedad de Alzheimer De Forma Natural!

Por

Joe Correa CSN

70 Recetas De Comidas Efectivas Para El Cáncer De Mama: Prevenga Y Combata El Cáncer De Mama Con una Nutrición Inteligente y Alimentos Poderosos

Por

Joe Correa CSN

Printed in February 2023
by Rotomail Italia S.p.A., Vignate (MI) - Italy